BEI GRIN MACHT SICH IHR WISSEN BEZAHLT

AF141101

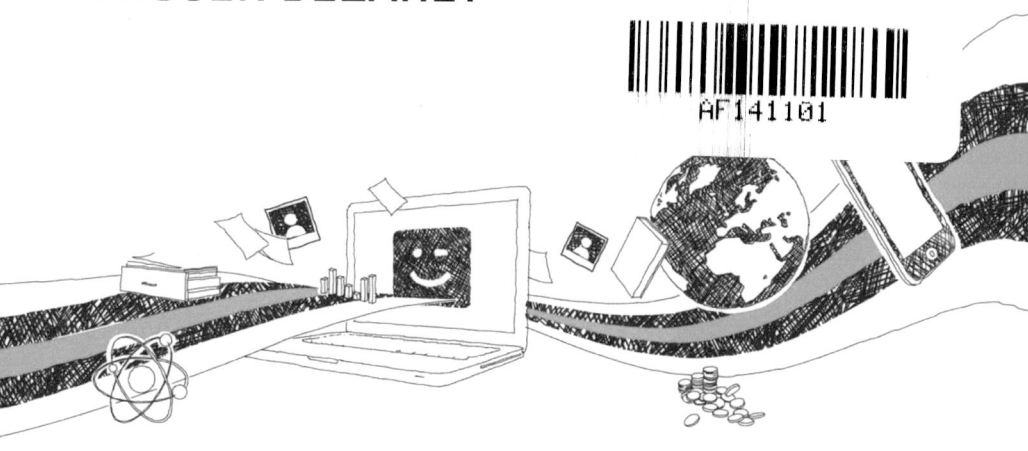

- Wir veröffentlichen Ihre Hausarbeit,
  Bachelor- und Masterarbeit

- Ihr eigenes eBook und Buch -
  weltweit in allen wichtigen Shops

- Verdienen Sie an jedem Verkauf

Jetzt bei www.GRIN.com hochladen
und kostenlos publizieren

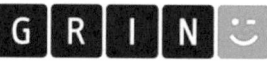

Thomas Lücht

Einzelfallanalyse eines Kritikgespräches auf einer chirurgischen Station

GRIN Verlag

Bibliografische Information der Deutschen Nationalbibliothek:

Die Deutsche Bibliothek verzeichnet diese Publikation in der Deutschen National-
bibliografie; detaillierte bibliografische Daten sind im Internet über http://dnb.d-
nb.de/ abrufbar.

Dieses Werk sowie alle darin enthaltenen einzelnen Beiträge und Abbildungen
sind urheberrechtlich geschützt. Jede Verwertung, die nicht ausdrücklich vom
Urheberrechtsschutz zugelassen ist, bedarf der vorherigen Zustimmung des Verla-
ges. Das gilt insbesondere für Vervielfältigungen, Bearbeitungen, Übersetzungen,
Mikroverfilmungen, Auswertungen durch Datenbanken und für die Einspeicherung
und Verarbeitung in elektronische Systeme. Alle Rechte, auch die des auszugsweisen
Nachdrucks, der fotomechanischen Wiedergabe (einschließlich Mikrokopie) sowie
der Auswertung durch Datenbanken oder ähnliche Einrichtungen, vorbehalten.

Impressum:

Copyright © 2005 GRIN Verlag GmbH
Druck und Bindung: Books on Demand GmbH, Norderstedt Germany
ISBN: 978-3-638-90990-7

Dieses Buch bei GRIN:

http://www.grin.com/de/e-book/46529/einzelfallanalyse-eines-kritikgespraeches-
auf-einer-chirurgischen-station

GRIN - Your knowledge has value

Der GRIN Verlag publiziert seit 1998 wissenschaftliche Arbeiten von Studenten, Hochschullehrern und anderen Akademikern als eBook und gedrucktes Buch. Die Verlagswebsite www.grin.com ist die ideale Plattform zur Veröffentlichung von Hausarbeiten, Abschlussarbeiten, wissenschaftlichen Aufsätzen, Dissertationen und Fachbüchern.

Besuchen Sie uns im Internet:

http://www.grin.com/

http://www.facebook.com/grincom

http://www.twitter.com/grin_com

Fakultät der Wirtschafts- und

Sozialwissenschaften

-Pflegewissenschaft-

„Einzelfallanalyse

eines Kritikgespräches auf

einer chirurgischen Station"

WS 04/05

Abgabe: **Januar 2005**

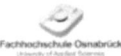

Inhaltsverzeichnis

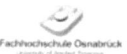

1 Einleitung

Diese Hausarbeit thematisiert die Einzelfallanalyse eines Kritikgespräches auf einer chirurgischen Station. Das Gespräch fand im Oktober 1998 in einem Akutkrankenhaus statt und wurde damals nicht mit einem Diktiergerät aufgezeichnet. Deshalb handelt es sich um ein Gedächtnisprotokoll. Dadurch, dass zwischen dem Gespräch und der Aufzeichnung eine erhebliche Zeitspanne liegt, kann es zu einer Verminderung von Gesprächsdetails kommen. Außerdem ist zu berücksichtigen, dass ich selbst in dem Gespräch involviert war und einige Sequenzen emotional bzw. subjektiv verstärkt oder vermindert protokolliert und analysiert habe. Aufgrund dieser Tatsache kann das Ergebnis dieser Analyse nicht generalisiert werden. Die Einzelfallanalyse hat nur einen beschreibenden Charakter.

Im ersten Teil dieser Arbeit soll vorerst das Gespräch mit Angaben zur Gesprächssituation vorgestellt werden. Im zweiten Teil erfolgt eine Analyse des Gespräches mit Konstrukten aus der Transaktionsanalyse und einem Rückschluss auf allgemeingültige Aussagen.

1.1 Definition der Einzelfallanalyse

Binneberg (1979, S. 379) kennzeichnet den Einzelfallanlass als „die Kunst eine Fallbeobachtung in eine Falldarstellung zu überführen und mit einer Fallanalyse zu verbinden."

Die Einzelfallanalyse bietet die Möglichkeit, auf verschiedene Ergebnisse im Zuge der Forschung schnell zu reagieren und flexibel unterschiedliche Methoden anzuwenden, je nachdem, wie es die jeweilige Situation erfordert.

Nach Petermann (1982, S. 24) ist das Ziel der Einzelfallanalyse, „Gesetzmäßigkeiten bei psychischen und sozialen Prozessen zu beschreiben und vorherzusagen". [1]

2 Die Gesprächssituation

2.1 Vorinformation zum Gespräch

Das Gespräch fand zwischen einer examinierten Krankenschwester (SR1) und einem Krankenpflegeschüler (KPS) statt. Die Krankenschwester hat ihre Ausbildung vor fünf Jahren abgeschlossen und ist ca. 35 Jahre alt. Der Krankenpflegeschüler ist 19 Jahre alt und befindet sich am Anfang des zweiten Ausbildungsjahres. Er hat seine Praxiseinsätze im ersten Ausbildungsjahr ausschließlich auf Stationen der Inneren Medizin belegt. Die

---

[1] Vgl. Petermann, a.a. O., S. 1f.

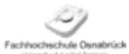

Krankenschwester hat eine Weiterbildung zur Mentorin bzw. Praxisanleiterin für Krankenpflegeschüler/innen und ist die Mentorin des Krankenpflegschülers für die Zeit des sechswöchigen Einsatzes. Das Gespräch fand auf einer chirurgischen Station statt, die über 35 Betten verfügt. Auf dieser chirurgischen Station werden hauptsächlich männliche Patienten mit allgemeinchirurgischen Erkrankungen behandelt. Der Schüler war erst in der zweiten Woche auf dieser Station.

Die Krankenschwester hat ihr Examen an der Krankenpflegeschule abgelegt, auf der sich der Krankenpflegeschüler zum Zeitpunkt des Gespräches befindet. Eine 45 jährige Krankenschwester (SR2) war während des Gespräches anwesend, jedoch nicht aktiv beteiligt. Das Gespräch wurde nur indirekt durch das Ein- und Aussteigen von Besuchern und Patienten beim Fahrstuhl begleitet.

2.2 Darstellung des Gespräches - Setting

Das Gespräch fand um ca. 14$^{\underline{30}}$ Uhr in der Küche der Station statt. Die Tür stand während der gesamten Konversation offen. Gegenüber der Stationsküche befindet sich ein Fahrstuhl, der von Besuchern, Patienten und Personal benutzt wird. Die 45 jährige Krankenschwester saß in der Küche am Tisch und war mit Dokumentationsarbeiten beschäftigt. Die Mentorin und der Krankenpflegeschüler stehen während des Gespräches vor der Küchenzeile. Der Krankenpflegeschüler hatte die Aufgabe, das Kaffeegeschirr abzuräumen und war damit beschäftigt, unterbrach aber diese Tätigkeit nach der Ansprache durch seine Mentorin. In der Küche befinden sich noch ein Tisch mit sechs Stühlen und ein Teewagen.

Zur Veranschaulichung des Settings soll folgende Skizze dienen:

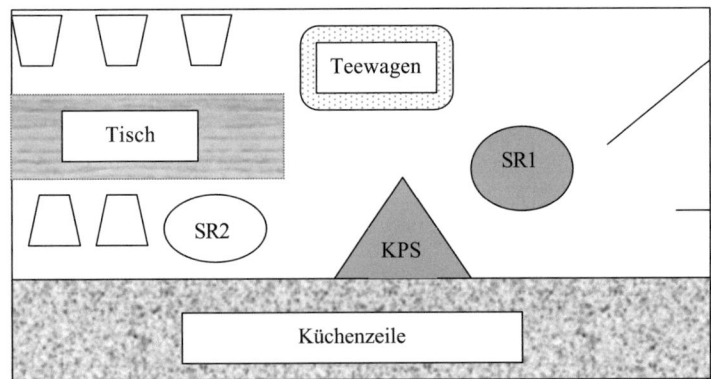

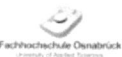

2.3 Das Gespräch als Erinnerungsprotokoll

Aus datenschutzrechtlichen Gründen sind auch im Protokoll die Namen der beteiligten Personen nicht genannt, sondern lediglich durch die oben aufgeführten Kürzel (SR1, SR2, KPS) ersetzt.

Der KPS ist nach dem Kaffeeverteilen für die Patienten mit dem Aufräumen beschäftigt. Die SR2 betritt den Raum:

1   SR2: Sag, du bist doch jetzt schon im 2. Ausbildungsjahr, oder?

2   KPS: Ja, genau!

3   SR2: Interessiert du dich eigentlich gar nicht für das, was wir hier so machen? Hab das Gefühl, du hast gar keine Lust.

4   KPS: Doch, schon, *stottert, wird rot im Gesicht*

5   SR2: Du fragst ja gar nicht nach. Gestern bei den Verbänden zum Beispiel hast du nur zugeguckt und nichts gesagt. Du musst nachfragen, wenn du hier was lernen möchtest!

6   KPS: Ja, da hast du recht. Werd ich machen

7   SR2: Wie war das denn bei den anderen Einsätzen?

8   KPS: Da war Schwester K. für mich zuständig und ich hab da schon eine Menge gelernt. Dies ist ja auch meine erste chirurgische Station. Als erstes war ich auf der Station B1 und danach auf der B3

9   SR2: Wer hat das denn geplant- im ersten Jahr nur Innere... *Kopf schütteln*

10 KPS: Die Schule

11 SR2: Typisch! Wie läufst denn so in der Schule? Kommst du mit?

12 KPS: Ziemlich stressig- schreiben nächste Woche eine Klausur in Anatomie und Freitag muss ich meine Arbeit über Blutdruckmessung abgeben

13 SR2: Aha- im Zweiten wird's bisschen stressiger, war bei mir auch so

14 KPS: Ansonsten macht mir das hier im Krankenhaus zu arbeiten schon viel Spaß

15 SR2: Hast du morgen auch Frühdienst?

16 KPS: Ja, früh!

17 SR2: Okay

Anschließend verlässt die Mentorin den Raum und geht zur Patientenklingel. Die SR2 verlässt ohne Kommentar den Raum und geht auch weiter ihrer Arbeit nach. Der KPS wirkt angespannt und unsicher.

Zum Dienstende um 21^{15} Uhr wird der Schüler von seiner Mentorin nach Hause geschickt. Die Anderen bleiben noch zusammen mit der Nachtwache auf Station.

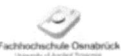

3. Analyse des Gespräches anhand unterschiedlicher Konstrukte

3.1 Entwicklung des Bezugsrahmens

Zunächst möchte ich näher auf den Bezugsrahmen eingehen. In der akademischen Psychologie wird im Allgemeinen unter Bezugsrahmen, im deutschen Sprachbereich häufiger als Bezugssystem bezeichnet, der nicht eigens bedachte Maßstab verstanden, der meinem Urteil zugrunde liegt, wenn ich etwas als groß oder klein, nah oder fern, hässlich oder schön, etc. einschätze. In der Psychotherapie wird der Bezugsrahmen in einem umfassenderen Sinn, nämlich als „die Realität, in der ich lebe" verstanden. [2]

Nach Gührs und Nowak sortieren wir unsere Erfahrungen so, dass eine wiedererkennbare Struktur entsteht. In gewohnter Umgebung fühlen sich Menschen meistens sicher und behaglich. Neuorientierung verursacht ein Unsicherheitsgefühl und scheint zusätzliche Energie zu fordern, denn erst wenn sich eine Orientierung an die neue Situation, z.b. beim Arbeitsplatzwechsel, eingestellt hat, stellt sich Entspannung ein.

„Gelingt es nicht, eine klare Orientierung hinsichtlich Raum, zwischenmenschlichen Beziehungen, Sinn oder gültigen Normen zu finden, führt das leicht zu Aggressivität oder gar zu Resignation."[3]

Bezogen auf das Gespräch könnte man annehmen, dass der Schüler sich auf seiner neuen Station noch nicht sicher fühlt. Jeder Schüler muss während seiner Ausbildung stetig seinen Bezugsrahmen erweitern. Dies geschieht während der Praxiseinsätze, aber vor allem auch durch die theoretischen Unterrichtsstunden. Die Erweiterung braucht Zeit, Energie und natürlich die Bereitschaft. Dadurch, dass der Schüler in der zweite Woche auf der neuen Station war kommt auch noch hinzu, dass es sein erste chirurgische Einsatz war. Die Umgebung war ihm relativ unbekannt und er kannte auch noch nicht alle Kollegen aus dem gesamten Pflegeteam.

Wir alle verteidigen unseren Bezugsrahmen, denn es ist unsere Weltanschauung und tiefsitzende Meinung. Natürlich gibt es eine Vielzahl von individuellen Grundüberzeugungen durch verschiedene Lebensbereiche. Ob unsere Grundüberzeugungen Bestätigung finden, hängt von unserem Vermögen ab, andere mit ihren Meinungen und Einstellungen in unser Bezugsystem einzupassen. Auch kann es nötig sein, dass eine Rolle so angepasst werden muss, dass es zu einer sich selbst erfüllenden Prophezeiung kommt.

Angenommen, ein Chef hat eine niedrige Meinung von seinen Mitarbeiter: Er stempelt sie als unfähig ab. Er überlässt ihnen keine wichtigen Aufgaben, sondern erledigt sie lieber

[2] Vgl. Leonard Schlegel, Handwörterbuch der Transaktionsanalyse, Basel, S. 35/36
[3] Gührs/ Nowak, a.a.O., S.64

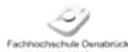

selbst. Die Mitarbeiter sind somit frustriert und demotiviert, arbeiten langsam und zeigen kein Interesse. Der Chef wiederum fühlt sich in seiner Meinung bestätigt und wird ihnen auch in Zukunft keine wichtigen Aufgaben zuteilen.

Auf diese Weise finden wir eine Bestätigung unseres Weltbildes und fühlen uns sicher. Um andere von der Richtigkeit unseres Weltbildes zu überzeugen, ziehen wir sie in Gesprächen mit in unseren Bezugsrahmen hinein.

Watzlawick spricht hier auch von einem Teufelskreis. [4] Sein berühmtes Beispiel *(Sie nörgelt an ihm herum- er haut abends ab. Oder besser: Er haut abends ab- sie nörgelt an ihm herum!?)* verdeutlicht uns, dass beide Kommunikationspartner sich als bloße Reagierende auf die provozierende Eigenart des anderen empfinden.

Im Allgemeinen werden drei Arten unterschieden, um sich die Bestätigung des Bezugsrahmens zu sichern.

- Selektive Wahrnehmung: Meinungen, Einstellungen, etc. welche nicht in unseren Bezugsrahmen passen, werden nicht wahrgenommen bzw. ausgeklammert. Es wird nur das wahr genommen, was unseren Bezugsrahmen bestätigt.
- Wiederholung: Wir erleben Gewissheit und Vertrautheit in bestimmten Situationen und Gefühlen, die wir uns „wiederholen" . Persönliche Rituale spielen hierbei eine bedeutende Rolle
- Aktive Inszenierung: Wir machen immer wieder die gleichen Erfahrungen durch vorbewusst und inszenierte Situationen.

3.2 Die vier Grundeinstellungen

Die in Punkt 3.1 angesprochenen Grundüberzeugungen lassen sich den vier Lebenspositionen zuordnen. In der Transaktionsanalyse unterscheidet man vier Grundeinstellungen. Sie beziehen sich auf den Vergleich des Wertes, den eine Person sich selbst zuschreibt und den Wert, der einem oder mehreren verschiedenen anderen Personen zugemessen wird. Die vier Grundeinstellungen können bei ein und demselben Menschen je nach Umständen verschieden sein, aber in kritischen Situationen neigt fast jedermann zu einer bestimmten der vier Einstellungen. [5]

---

[4] Vgl. Schulz von Thun/ Ruppel/ Stratmann, a.a.O., S.42f.
[5] Vgl. Leonard Schlegel, Handwörterbuch der Transaktionsanalyse, Basel, S. 102

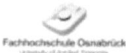

1. „Ich bin nicht OK, du bist OK" (-/+)

Diese Position wird am häufigsten eingenommen. Es handelt sich um die Grundeinstellung mit Unterlegenheitsgefühlen. Befangene leiden bewusst an Minderwertigkeitsgefühlen und suchen gerne den Rat anderer. Sie sprechen Verschulden sich selbst zu und haben die Neigung sich für ihr Verhalten bei anderen zu entschuldigen. Berne schreibt diesen Menschen eine „depressive oder introjektive Grundeinstellung" zu. Unter introjektiv versteht er in diesem Zusammenhang selbstbezogen.

Menschen fühlen sich in dieser Grundposition häufig subjektiv überfordert. Manchmal schließen sich nach Berne Menschen mit dieser Grundeinstellung zusammen, um doch noch eine dürftige Selbstbestätigung im Umgang mit Gleichgestimmten zu finden.[6]

2. „Ich bin OK, du bist nicht OK" (+/-)

Diese Position resultiert aus einem unrealistischen Gefühl von Macht und Überlegenheit. Personen mit dieser Position schieben Schuld gerne von sich auf andere Mitmenschen. Berne benennt diese Grundeinstellung als wahnhaft,[7] aber auch arrogant und projektiv. Diese Menschen haben ein abnormes Misstrauen anderen gegenüber, leiden aber auf der anderen Seite unter Größenwahn. Für sie wäre eine Bitte um Rat ein Symptom der „Unterlegenheit und der Schwäche". Helfern begegnen sie mit großem Misstrauen.

Ein wesentlicher Bestandteil dieses Verhaltens besteht darin, dass die möglicherweise tatsächlich vorhandenen Mängel in den Fähigkeiten anderer stets mit einer Abwertung der Person gekoppelt sind.

3. „Ich bin nicht OK, du bist nicht OK" (-/-)

Wer diese Grundeinstellung einnimmt, billigt weder sich noch anderen einen besonderen Wert zu. Personen mit dieser Grundposition können der menschlichen Existenz im Grunde genommen keinen Sinn abgewinnen. Da dieser Mensch weder sich noch anderen irgendeinen Wert zuschreibt, benennt Berne es als eine „Grundeinstellung der Sinnlosigkeit". Er kann keinen Lebenssinn erblicken und ist im Grunde tief verzweifelt. Es äußert sich im Bezug auf einen anderen und/oder auf ein Problem durch Steckenbleiben und nichts anfangen.[8]

Personen wirken oft zynisch und neigen dazu, konstruktive und lebensbejahende Lösungsansätze zu ironisieren oder abzuwerten. Verharren Menschen über einen längeren Zeitraum in dieser Position, so kann dies zu einer Bedrohung für Leib und Psyche werden.

---

[6] Vgl. Leonard Schlegel, Die Transaktionsanalyse, Basel, S. 124
[7] Leonard Schlegel, Die Transaktionsanalyse, Basel, S. 125
[8] Vgl. Leonard Schlegel, Handwörterbuch der Transaktionsanalyse, Basel, S. 103

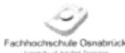
4. " Ich bin OK, du bist OK" (+/+)

Für denjenigen, der diese Grundeinstellung einnimmt, sind alle Menschen gleich wichtig und entsprechend kommt er sich anderen gegenüber als Mensch weder unter- noch überlegen vor. Deshalb wird diese Position von Berne auch als „Grundeinstellung der Menschlichkeit" bezeichnet. Das alles heißt aber nicht, dass er mit seinem Verhalten oder dem eines anderen Menschen einverstanden ist. Hier äußert sich konstruktives Umgehen mit anderen und/oder mit einem Problem.[9]

Personen mit dieser Position wollen vorankommen und streben Wachstum an. Sie bewerten Situationen realistisch und treffen Entscheidungen selbständig. Sie vertrauen den Menschen in ihrer Umgebung und können sich Fehler leisten, ohne grundsätzlich an sich zu zweifeln. Dieser Grundeinstellung wird in der Transaktionsanalyse einen hohen Wert beigemessen. Es ist besonders wünschenswert sie einzunehmen, wenn es Probleme zu lösen gilt.[10]

Vergleiche ich nun die Grundeinstellungen miteinander und ordne sie im Gespräch den Personen zu, so lässt sich feststellen, dass die SR2 im Gespräch die Position *„Ich bin OK, du bist nicht OK"* einnimmt. Sie deutet das zurückhaltende Verhalten des Schülers als Unlust (Zeile 3) und wertet damit den Schüler ab. Dem Schüler macht sie den Vorwurf, Desinteresse zu zeigen, weil er nicht an den pflegerischen Tätigkeiten interessiert zu sein scheint (Zeile 5). Sie bewertet die Situation des Schülers nicht realistisch und die Nachfrage über seinen Ausbildungsverlauf wirkt „von oben herab". Sie nimmt die Anforderungen, die dem Schüler gestellt werden, nicht ernst und geht nicht auf seine Situation ein (Zeile 11-13).

Am Ende des Gespräches scheint sich die Position der SR2 mit der Frage zu verändern, ob der Schüler morgen Frühdienst hat. Jedoch kommt es bei dieser Frage sehr auf die Gestik und Mimik der SR2 ein, welches hier nicht weiter gedeutet werden kann. Wird sie den Schüler am nächsten Tag professionell anleiten? Wird sie dem Schüler einfache Tätigkeiten delegieren? Diese Fragen bleiben hier offen und können nicht weiter analysiert werden. Der Krankenpflegeschüler nimmt im Gespräch die Grundposition *„ Ich bin nicht OK, du bist OK"* ein. Er schätzt seine Situation zwar realistisch ein und gibt zu, mehr Interesse zeigen zu müssen, um sein Ausbildungsziel zu erreichen. Er ist bemüht und möchte vorankommen. Jedoch ist zu bedenken, dass er zum Zeitpunkt des Gespräches unter hohem Leistungsdruck seitens der Schule steht (Zeile 12,14).

---

[9] Vgl. Leonard Schlegel, Handwörterbuch der Transaktionsanalyse, Basel, S. 104
[10] Vgl. Leonard Schlegel, Handwörterbuch der Transaktionsanalyse, Basel, S. 104

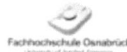
3.3 Die manipulativen Rollen oder das Drama-Dreieck

Zunächst möchte ich kurz das Modell des Drama-Dreieckes vorstellen und es ihm Weiteren auf das Gespräch beziehen. Der Transaktionsanalytiker Stephen Karpman (1968) hat festgestellt, dass in Märchen die Hauptpersonen drei Rollen einnehmen. Er nannte die Rollen Verfolger, Retter und Opfer. Von Berne und andern Transaktionsanalytikern wurde dieses Modell begeistert aufgenommen und auf den Alltag übertragen.

Im folgenden ein Skizze zur Verdeutlichung:

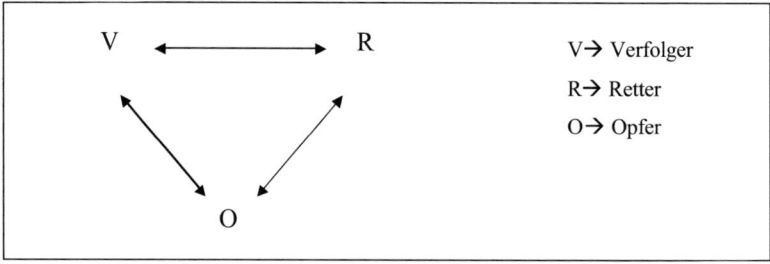

Eine Person, die sich mit einer Verfolgerrolle identifiziert, macht anderen gerne Vorwürfe, klagt sie an, beschuldigt sie, kritisiert sie oder setzt sie gar herab. Dieses kann durch Gebärden wie mit Worten geschehen. Eine Verfolger-Rolle ist bei Leuten zu vermuten, die, wenn sie nach ihrem Eindruck in Bezug auf jemandem gefragt werden, den sie kennen gelernt haben, immer zuerst eine negativ beurteilte Eigenschaft des Betreffenden nennen. [11]

Im Gespräch scheint es so zu sein, dass sich die Mentorin in ihrem Verhalten verfolgerisch zeigt. Sie klagt bei dem Schüler an, zuwenig Interesse an den pflegerischen Tätigkeiten zu haben (Zeile 3, 5). Ihre Kommunikation erfährt der Schüler als Vorwurf. Dies wird einerseits dadurch deutlich, dass er anfängt zu stottern und dadurch, dass sein Gesicht rot wird. Der Vorwurf veranlasst ihn dazu, sich für sein Verhalten zu rechtfertigen (Zeilen 8, 10, 12). Er betont, dass es sich um seinen ersten chirurgischen Einsatz handelt. Diese Information müsste der Mentorin seit Beginn des Einsatzes jedoch bekannt sein.

Wer eine Retterrolle einnimmt, sucht den Kontakt mit anderen, braucht sozusagen jemanden, der ihm helfen kann. Er hat dadurch die Neigung, andere in eine komplementäre Opferrolle zu drängen. [12] Im Gespräch gibt es nicht die typische Besetzung der Opferrolle. Es ist jedoch gut

[11] Vgl. Leonard Schlegel, Die Transaktionsanalyse, Basel, S.147
[12] Leonard Schlegel, Die Transaktionsanalyse, Basel, S.147

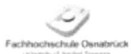

möglich, dass sich die Mentorin in den nächsten Arbeitstagen in dieser Rolle teilweise wiederfinden lässt. Dies würde daher deutlich werden, dass Mentorin dem Schüler die Aufgaben, die er noch erlernen muss, mit der Begründung abnimmt, dass der Schüler zur Zeit sehr viel in der Schule zu tun hat. Dies würde sich allerdings sehr negativ auf das Ausbildungsziel der Schülers auswirken.

Wer eine Opferrolle einnimmt, gibt sich abhängig, hilflos, kindlich, unwissend, schüchtern u.ä.. [13] Der Schüler ist in dem Gespräch das Opfer der Mentorin bzw. des Verfolgers. Er reagiert mit Zurückhaltung und wirkt am Anfang des Gespräches eingeschüchtert. Er beklagt sich darüber, sehr viel Stress in der Schule zu haben. Der Schüler könnte aus dieser Rolle herauskommen, indem er in den nächsten Arbeitstagen mehr Interesse zeigt und neu erlernte Aufgaben selbständig durchführt. Jedoch spielt auch das Verhalten der Mentorin eine maßgebende Rolle.

Im Gespräch wirkt die Mentorin eher behindernd oder hemmend auf den Schüler ein. Mit der Frage die sie in Zeile 3 stellt, verunsichert sie den Schüler. Auch am Ende des Gespräches erzeugt sie erneut Unsicherheit mit der Frage, ob er morgen Frühdienst hat oder nicht. Der Schüler ist am Ende des Gespräches nicht informiert, was ihn in den nächsten Tagen erwartet. Hätte er klare Anweisungen von seiner Mentorin erhalten, könnte er sich gezielter auf die nächsten Arbeitstage vorbereiten und bessere Ergebnisse anstreben.

Sie würde den Schüler fördern, indem sie ihm angemessen an seine Situation professionell anleiten würde. Das heißt, dass sie mit ihm zusammen neue Tätigkeiten bespricht und diese nach dem praktischen Erproben selbständig durchführen lässt.

4 Allgemeine Gesprächsgrundsätze

Nach Kratz gelten folgende Grundsätze, damit sich ein Gesprächserfolg einstellt:[14]

- Das Gespräch wird vertraulich behandelt und unter vier Augen geführt
- Störungen während des Gesprächs wie Telefonate sollten vermieden werden
- Eine angenehme Gesprächsatmosphäre schaffen
- Ist das Gespräch geplant, sollte es eine Vorlaufzeit haben, damit der Mitarbeiter sich vorbereiten kann

Diese Grundsätze sind nicht vollständig und dienen nur einer oberflächlichen Vorbereitung. Jedoch ist festzustellen, dass die Grundsätze im Gespräch nicht eingehalten worden sind.

---

[13] Leonard Schlegel, Die Transaktionsanalyse, Basel, S.147

[14] Vgl. Kratz, a.a. O., S.55f.

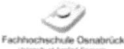

Allein dadurch dass das Gespräch in der Küche (meist ein zentraler Ort der Station) stattgefunden hat, wurden drei der hier insgesamt vier aufgeführten Regeln nicht beachtet.

5 Führungsstile

Der Führungsstil ist ein sehr wichtiger Aspekt in der Mitarbeiterkommunikation. Von dem jeweiligen Führungsstil hängt ab, in wieweit Mitarbeiter ermutigt werden, eigene Meinungen und Wünsche zu äußern.

Insgesamt werden drei Führungsstile unterschieden, die aber in der Realität nie in Reinform vorkommen.

- Der autoritäre Führungsstil
- Der kooperative Führungsstil
- Der Laissez-faire Führungsstil[15]

Im Folgendenden möchte ich nun die einzelnen Führungsstile näher beschreiben. Der autoritäre Führungsstil besagt, dass der Vorgesetzte alles allein entscheidet[16]. Er befiehlt über seine Mitarbeiter und lässt keine Kritik an seinen Handlungen zu. Der autoritären Führungsperson sind Pünktlichkeit, Ordnung und Disziplin sehr wichtig. Er übt seine Autorität durch ständige Überwachungen und Kontrollen aus. Der Mitarbeiter arbeitet in einer angespannten Atmosphäre, da Gehorsam und Disziplin vordergründig sind. Der Vorteil dieses Führungsstils ist, dass Entscheidungen schnell und klar getroffen werden, da die Führungskraft allein entscheidet. Nachteilig ist, dass der Mitarbeiter sich schlecht mit seiner Arbeit identifizieren kann, da er nur ausführendes Instrument ist. Ihm wird die Denkfähigkeit abgesprochen.[17] Zur Motivation der Mitarbeiter ist dieser Führungsstil nicht geeignet, da er keine Kooperation oder gar Selbstverwirklichung zulässt. [18]

Der kooperative Führungsstil wird auch als sozial- integrativer Stil bezeichnet. Dieser Führungsstil zeichnet sich durch seine demokratischen Grundzüge aus. Die Führungsperson wird aufgrund seiner Kompetenz geschätzt. Er befiehlt nicht über seine Mitarbeiter, sondern delegiert die Aufgaben. Bei der Erfüllung lässt er den Mitarbeitern einen freien Raum und führt keine strengen Kontrollen durch. Kontrolle findet bei diesem Stil auch statt, aber sie ist anderer Art und Häufigkeit im Gegensatz zum autoritären Führungsstil. Voraussetzung ist,

---

[15] vgl. Stührenberg, S. 119
[16] vgl. Schmidt, S. 12
[17] vgl. Golas, S.83
[18] Vgl. Stührenberg, a.a.O., S. 119ff und Golas, a.a.O. S.83f.

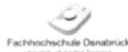

dass sich die Mitarbeiter ebenfalls kollegial verhalten[19]. Der Vorteil bei dieser Führung ist, dass die Mitarbeiter sich durch die aktive Teilnahme an Entscheidungen mehr mit ihrer Arbeit qualifizieren können. Unvorteilhaft ist, dass Entscheidungen sehr lange dauern. Viele Meinungen müssen berücksichtigt werden, was sehr zeitaufwendig ist. Ebenso ist für diesen Führungsstil Grundvoraussetzung, dass die Mitarbeiter qualifiziert sind und stetiges Engagement zeigen[20]. Konflikte zwischen kontrollierenden Vorgesetzten und Mitarbeitern können mit diesem Führungsstil zumindest minimiert werden. [21]

Der laissez-faire-Stil dagegen besagt, dass es gar keine eigentliche Führung im Unternehmen gibt. Der Mitarbeiter ist bei seiner Arbeit auf sich selbst gestellt und meist ist keine wirkliche Beziehung zwischen Führungsperson und Mitarbeiter erkennbar[22].

Im Gespräch hat die Mentorin die Aufgabe der Führung bzw. der Anleitung des Schülers in die Praxis der Krankenpflege. Diese Aufgabe ist auf den sechswöchigen Einsatz des Schülers beschränkt. Sie hat unter anderem die Aufgabe, den Schüler in den Stationsablauf zu intrigieren und pflegerische Tätigkeiten zu vermitteln. Um diese Aufgabe professionell durchzuführen, wäre ein kooperativer Führungsstil sinnvoll. Sie wirkt z.B. nicht eindeutig kooperativ, weil sie auf die derzeitige Situation des Schülers nicht näher eingeht (Zeile 11-13). Jedoch zeichnet sich im Gespräch eher ein autoritärer Führungsstil ab. In Zeile 3 wirkt sie sehr bestimmend und die Aussage „Hab das Gefühl du hast gar keine Lust" verunsichert den Schüler und er wird in seiner bisherigen Arbeit unterschätzt. Jedoch nimmt sie nicht eindeutig den autoritären Führungsstil an. Am Ende des Gespräches wirkt sie mit der Nachfrage, ob der Schüler morgen Frühdienst hat, eher kooperativ (Zeile 15-17). Es kommt zwar nicht mehr zu verbalen Äußerung, jedoch lässt sich erahnen, dass sie an dem nächsten Tag zusammen mit dem Schüler arbeiten bzw. ihn anleiten möchte.

Es wäre kooperativ gewesen, wenn sie dies auch gesagt hätte, z.B. „Gut, dass du morgen auch Frühdienst hast. Wir werden dann zusammen die Verbände machen und ich werde dir alles genau zeigen." Dies würde den Schüler motivieren und außerdem wüsste er, was ihn am nächsten Tag erwartet.

6 Fazit

Im Verlauf dieser Einzelfallanalyse wurde versucht, das anfangs geschilderte Gespräch mit Kommunikationskonstrukten zu analysieren. Es war teilweise schwierig diese Konstrukte auf

---

[19] vgl. Sabel, S.17
[20] vgl. Golas, S.84
[21] Vgl. Schmidt, a.a.O., S. 128
[22] vgl. Stührenberg, S.121

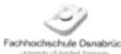

das Gespräch anzuwenden. Zwar konnten bestimmte Passagen auf die Konstrukte angewendet werden, jedoch ist die Analyse unter Vorbehalt gemacht worden. Dadurch, dass die Konstrukte nicht in ihrem Ganzen in Zusammenhang gebracht wurden, könnten einige Aspekte entfallen. Das Gespräch ist im Ganzen eher negativ verlaufen. Demzufolge, dass die Mentorin die Ausbildung an der selben Krankenpflegeschule absolviert hat, ist es nicht auszuschließen, dass sie gegenüber der Schule und deren Schüler Vorurteile hat. Dieses wird z.B. durch die Aussage in Zeile 9 und 10 deutlich. Es ist nicht auszuschließen, dass sie negative Gedanken bezüglich der Schule auf den Schüler projiziert hat. Der Bezugrahmen war für den Schüler neu und für die Mentorin lange bekannt. Ich kann aus eigener Erfahrungen meiner Ausbildung zum Krankenpfleger sagen, dass es anstrengend ist, sich ständig auf neue Stationen, Situationen und Personen einzustellen. Es ist auch möglich, dass der Schüler durch einen „schlechten Ruf" der Mentorin voreingenommen war und deshalb mit Zurückhaltung reagiert hat.

Warum hat die Mentorin ein offenes Ende gewählt? Warum hat sie den Schüler nach Hause geschickt, bevor sie selbst nach Hause gegangen ist? Diese Fragen können hier leider nicht näher geklärt werden. Jedoch erzeugen diese Passagen negative Gefühle beim Schüler. Er bekommt das Gefühl vermittelt, nicht zum Team zu gehören und außerdem denkt er vermutlich, dass schlecht über ihn geredet wird. Dies hätte zur Folge, dass er sich noch unsicherer fühlt als vor dem Gespräch, weil er nicht weiß, was jetzt die anderen Kollegen über ihn denken.

Das Gespräch wurde sehr schlecht beendet, da das Problem nicht gelöst wurde und auch keine Wege in diese Richtung angesprochen sondern nur angedeutet wurden. Die Mentorin hat nicht nur die Aufgabe den Schüler anzuleiten, sondern auch ihn zu begleiten. Dieser Aufgabe wird sie allerdings nicht gerecht. Er wäre professionell von ihr gewesen, wenn sie sich Zeit für ein Gespräch in guter Atmosphäre genommen hätte.

Mein Lösungsvorschlag in dieser Situation wäre ein Gespräch am nächsten Tag mit der Mentorin. Das Gespräch sollte außerhalb des Stationsbetriebes unter Vier Augen stattfinden. Die Mentorin sollte zusammen mit dem Schüler Ziele festlegen z.B. „Was sollst/kannst du während deines Einsatzes lernen?". (Zielvereinbarungsgespräch)

Nach drei Wochen sollten die vorher schriftlich festgehaltenen Ziele noch mal zusammen überprüft werden. Somit hat der Schüler die Möglichkeit, in der zweiten Hälfte des Einsatzes noch bestehende Defizite auszugleichen. Ein Abschlussgespräch nach dem sechswöchigen Einsatz ist erforderlich und rundet diesen ab.

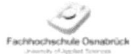

Es sei noch darauf hingewiesen, dass es sehr wichtig ist, dass es auf jeder Station gut ausgebildete Mentoren (Praxisanleiter) geben muss. Leider wird hier häufig aus wirtschaftlichen Gründen am falschen Ende gespart. Es wäre interessant, dieser Frage noch näher auf den Grund zu gehen, jedoch würde es den Rahmen dieser Arbeit überschreiten.

7 Abkürzungen

a.a.O.	- am angegebenen Ort
Aufl.	- Auflage
bearb.	- bearbeitete
bzw.	- beziehungsweise
d.h.	- das heißt
evtl.	- eventuell
ff.	- fortfolgende
S.	- Seite
TA	- Transaktionsanalyse
vgl.	- vergleiche
z.B.	- zum Bespiel
z.T.	- zum Teil

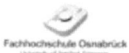

8 Literaturverzeichnis

Golas, Heinz G., 1997, *„Der Mitarbeiter"*, Berlin, 9.Auflage, Verlag Cornelsen Girardet

Gührs, Manfred/ Nowak, Claus, 2002, *„Das konstruktive Gespräch"*, Meezen, 5. überarbeitete Auflage, Verlag Christe Limmer

Kratz, Hans-Jürgen, 2003, *„30 Minuten für zielorientierte Mitarbeitergespräche"*, Offenbach, 3. Auflage, Gabal Verlag GmbH

Petermann Franz, 1989, *„Einzelfallanalyse"*, München Oldenbourg, 2. völlig überarbeitete Auflage

Sabel, Herbert, 1993, *„Sprechen sie mit ihren Mitarbeitern"*, Bamberg, Bayerische Verlags-Anstalt

Schlegel, Leonard, 1993, *„ Handwörterbuch der Transaktionsanalyse- Sämtliche Begriffe der TA praxisnah erklärt"*, Breisgau, Verlag Herder Freiburg in Breisgau

Schlegel, Leonard, 1995, *„Die Transaktionsanalyse: Eine Psychotherapie, die kognitive und tiefenpsychologische Gesichtspunkte kreativ miteinander verbindet"*, Franke, Tübingen, Basel, 4. völlig überarbeitete Auflage, A. Franke Verlag Tübingen und Basel

Schmidt, Walter, 1990, *„Wie führe ich richtig?"*, Düsseldorf, VDI- Verlag

Schulz von Thun, Friedemann, 2003, *„Miteinander Reden 1 Störungen und Klärungen"*, Hamburg, 38. Auflage, Erstauflage: 1981, Rowohlt Taschenbuch Verlag GmbH

Stührenberg, Lutz, 2003, *„Professionelle betriebliche Kommunikation"*, Wiesbaden, 1.Auflage, Betriebswirtschaftlicher Verlag Dr. Th. Gabler GmbH